essentials

Essentials liefern aktuelles Wissen in konzentrierter Form. Die Essenz dessen, worauf es als „State-of-the-Art" in der gegenwärtigen Fachdiskussion oder in der Praxis ankommt. Essentials informieren schnell, unkompliziert und verständlich

- als Einführung in ein aktuelles Thema aus Ihrem Fachgebiet
- als Einstieg in ein für Sie noch unbekanntes Themenfeld
- als Einblick, um zum Thema mitreden zu können

Die Bücher in elektronischer und gedruckter Form bringen das Expertenwissen von Springer-Fachautoren kompakt zur Darstellung. Sie sind besonders für die Nutzung als eBook auf Tablet-PCs, eBook-Readern und Smartphones geeignet.

Essentials: Wissensbausteine aus den Wirtschafts, Sozial- und Geisteswissenschaften, aus Technik und Naturwissenschaften sowie aus Medizin, Psychologie und Gesundheitsberufen. Von renommierten Autoren aller Springer-Verlagsmarken.

Diana Pflichthofer

Spiel und Magie in der Psychoanalyse

Setting, Rahmen, Regeln

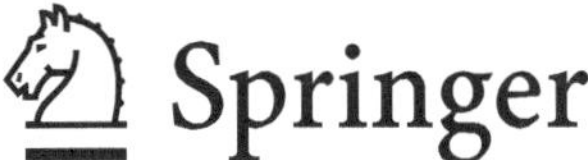 Springer

Dr. med. Diana Pflichthofer
Hamburg
Deutschland

ISSN 2197-6708   ISSN 2197-6716 (electronic)
essentials
ISBN 978-3-658-10835-9   ISBN 978-3-658-10836-6 (eBook)
DOI 10.1007/978-3-658-10836-6

Die Deutsche Nationalbibliothek verzeichnet diese Publikation in der Deutschen Nationalbiblio-
grafie; detaillierte bibliografische Daten sind im Internet über http://dnb.d-nb.de abrufbar.

Springer

Gedruckt auf säurefreiem und chlorfrei gebleichtem Papier

Springer Fachmedien Wiesbaden ist Teil der Fachverlagsgruppe Springer Science+Business Media
(www.springer.com)

Vorwort

Regeln und Rahmen, das klingt schon nach einer gewissen Ordnung und Strenge, so wie sie uns Psychoanalytikern ja auch oft nachgesagt wird. Da wimmelt es von Gesetzen, dem väterlichen (selten dem mütterlichen…), dem Rahmen als Gesetz oder dem Analytiker als Gesetzgeber etc. Abstinent geht es da zu, dem Patienten sind keine Befriedigungen zu gewähren und seinen destruktiven Phantasien ist auf den Grund zu gehen. All dies trifft natürlich auch zu, aber manchmal wirkt das fast ein bisschen freud-los.

Hier nun möchte ich mich diesem Thema einmal auf anderem Wege nähern, nicht gar so streng, sondern ich möchte Sie einladen, mit mir zu spielen.

(In der Hoffnung, man möge mich nicht falsch verstehen und etwa annehmen, ich wolle der Psychoanalyse ihre Ernsthaftigkeit absprechen. Im Gegenteil! Es soll hier um deren »heiligen Ernst« gehen. Aber davon etwas später.)

Diana Pflichthofer

Inhaltsverzeichnis

Der Froschkönig

1

Die Psychoanalyse habe sich – so Winnicott – als eine »hochdifferenzierte Art des Spielens im Dienste der Kommunikation des Patienten mit sich selbst und mit anderen entwickelt« (Winnicott 1997, S. 52).

Es ist nun schon ein ganzes Weilchen her, als ich – ziemlich zu Beginn meiner Lehranalyse – an der Praxistür meines Lehranalytikers folgendes Erlebnis hatte:

Ich hatte geklingelt und wartete, dass er mir öffnete. Dabei sah ich etwas im Augenwinkel. Mein Analytiker öffnete die Tür und just in dem Moment sah ich einen kleinen Frosch, der offenbar mit mir zusammen an der Tür gewartet hatte, über die Schwelle (!), an dem öffnenden Analytiker vorbei in den kleinen Warteflur hüpfen. Hier musste es sich um einen Irrtum handeln! Ich hatte Sorge um den Frosch, denn einerseits war der Vorraum zur Praxis kein geeignetes Biotop für einen solchen, und es kam andererseits erschwerend hinzu, dass ich bereits wusste, dass mein Analytiker eine Katze hatte, die auch manchmal mit mir an der Tür auf Einlass wartete.

Was also tun? Nun, ich sagte meinem offenbar irritierten Analytiker, dass soeben ein Frosch an ihm vorbeigehüpft sei, was seine Irritation keineswegs zu mindern schien. Er hatte ihn, den Frosch, offenkundig nicht gesehen und für einen kurzen Moment hatte ich die Befürchtung, er halte mich jetzt für völlig übergeschnappt. Er stand weiter tatenlos an der Tür, also ging ich schnell an ihm vorbei, dem hüpfenden Frosch hinterher, fing diesen ein und brachte ihn nach draußen. Währenddessen hatte der Analytiker bewegungslos und stumm zugeschaut und nun gingen wir, er und ich, weiterhin stumm, in den Behandlungsraum. Streng genommen war es selbstverständlich seine Aufgabe, darüber zu entscheiden, ob der Frosch im Wartezimmer warten sollte und ebenso streng genommen hatte ich quasi ein Hausrecht ausgeübt, das mir gar nicht zustand. Streng genommen.

© Springer Fachmedien Wiesbaden 2015
D. Pflichthofer, *Spiel und Magie in der Psychoanalyse,* essentials,
DOI 10.1007/978-3-658-10836-6_1

Obgleich dieser Besuch des Frosches nie mehr in der Analyse thematisiert wurde, war ich dem Erd- und Wasserwesen dankbar, hauptsächlich für seine Unbekümmertheit. Er, der so uneingeladen einfach ins Allerheiligste hineinhüpfte.

Wie man sehen kann, ist mir diese Szene in bleibender Erinnerung und es könnte sein, dass das durchaus einseitig ist. Das ist ja wieder mal wunderbar typisch, dass einem ausgerechnet »solche« Episoden, die ganz offenbar nicht in den psychoanalytischen Alltagsrahmen passen, so haften bleiben. Diese Szene, an einer anderen – nicht psychoanalytischen – Haustür, wäre relativ bedeutungslos. Diese hier erhielt Bedeutung – jedenfalls für mich – durch den psychoanalytischen Rahmen. Aber was bitte schön bedeutet sie?

Jürgen Körner schrieb 1996 zur Theorie des Rahmens, sich auf Goffman beziehend:

> »Wir alle verfügen über zahlreiche Rahmenschemata, auf die wir zur Deutung neuer Situationen zurückgreifen können. Die Auswahl des richtigen Rahmenschemas ist in der Regel recht einfach, sie ergibt sich zumeist aus dem Kontext der Situation« (Körner 1996, S. 36).

Recht einfach, schreibt er, »ergibt sich aus dem Kontext«.

Wie soll man diese Szene mit dem Frosch nun deuten? Oder um mit Körner zu fragen:

»Was ist hier los?«

Weder hatte ich den Frosch bestellt, gar ihn vor die Tür des Analytikers gesetzt, noch ging ich davon aus, dass er dergleichen getan haben könnte. Und ob man so weit gehen sollte zu sagen, mein Unbewusstes habe aber doch irgendwie dafür gesorgt, dass an diesem Tag dieser Frosch vor dieser Tür saß? Nix ist zufällig?

Dennoch war der Frosch ja da, zwischen uns, (ich höre die psychoanalytischen Köpfe schon denken: »Da ist es ja, das Dritte!«) und als solcher in einem analytischen Rahmen deutbar.

Was also mit ihm (dem Frosch) anfangen?

Nun, »wenn wir uns nicht sicher sind«, so Körner weiter, »dann suchen wir nach Hinweisen, die uns die Auswahl des passenden Rahmens, der hier anzuwendenden Deutungsperspektive erleichtert« (ebd.).

Ein solcher Hinweis sei zum Beispiel im Theater das Öffnen des Vorhanges. Wir könnten also sagen, da der Analytiker die Tür bereits geöffnet hatte, vor der ich (und der Frosch) standen, hatte das analytische Theater bereits begonnen.

Sie sehen an dieser Stelle, wie schwer die Sache mit dem Rahmen tatsächlich ist. Zwar wird immer gerne so getan, als verstünde dieser sich quasi von selbst, sei gewissermaßen generationenübergreifend von Freud zu uns tradiert, ständig präsent, doch die Tücke lauert wie so oft im Detail:

Wenn der Vorhang also bereits geöffnet war, dann ergibt sich die Frage, ob der Frosch Teil der *sogenannten Realbeziehung* – wie Michael Ermann seinen gleichnamigen Aufsatz nannte (Ermann 1992) – Teil einer relativ übertragungsfreien Realität ist? Michael Ermann sieht das Konzept der Realbeziehung in erster Linie als »eine Insel des Widerstands des Analytikers gegen die Wahrnehmung der Übertragungsbeziehung« (Ermann 1992, S. 282).

»Die äußere Realität«, so Ermann weiter, »interessiert uns in der Analyse vielmehr unter dem Aspekt der subjektiven Bedeutung. Sie liefert gleichsam Rohmaterial für die Deutung« (Ermann 1992, S. 289).

Der Frosch gehörte offenkundig zur Realität, er war mitnichten das Produkt meiner Phantasie. Aber was ich mit ihm »gemacht« habe, äußerlich wie innerlich…

Der Frosch hat sich also – nolens volens – in den Winnicott'schen Übergangsraum begeben und da saß er nun: etwas verhuscht, irritiert und offenkundig verirrt, jedenfalls nicht in froschüblicher Umgebung. Ein solcher Übergangsraum lädt ein zum Spielen:

> »Im alten Ägypten war der Frosch ein heilbringendes religiöses Symbol, aufgrund seiner Fruchtbarkeit verbunden mit der froschköpfigen Göttin Heket, die unaufhörlich das kugelförmige Weltall empfing und austrug« (Heinz-Mohr 1972, S. 112).

Die Kugel kommt als goldene Kugel auch in dem Märchen *Der Froschkönig* vor: Der jüngsten Tochter des Königs fällt sie beim Spielen in den tiefen Brunnen (!) und sie weint »daß sich ein Stein erbarmen möchte«. So empfindet es jedenfalls der Frosch in der Geschichte, der »alte Wasserpatscher«, wie er despektierlich von der Königstochter genannt wird, und er bietet sich an, die Kugel heraufzuholen, wenn, ja *wenn* er »Geselle und Spielkamerad« der Königstochter werden dürfe, an ihrem Tischlein sitzen, von ihrem goldenen Tellerlein essen, aus ihrem Becherlein trinken und….in ihrem Bettlein schlafen…

Die Deutungen sind sich da relativ einig: Die Kugel ist Symbol der »goldenen Kindheit«, um die die Königstochter weint, der Frosch hat das bereits verstanden und verwendet deswegen lauter Diminutive. Die Kugel ist Ausdruck der weiblichen Anziehungskraft und überdies beziehungsstiftend, denn sie bringt die ganze Angelegenheit ins Rollen. Der Brunnen, Eingang zum Unbewussten, aber auch zum Uterus. Dort hinein ist nun ein Teil des Selbst der Königstochter verschwunden und der Frosch soll Abhilfe schaffen, überzieht dabei aber relativ schamlos. Die Königstochter, für die alles noch Spiel ist, lässt sich auf den Handel ein, denkend, er soll ihr mal die Kugel raufschaffen, von da unten, und dann nix wie weg. So geschah es auch, aber am nächsten Tag, die Königstochter sitzt mit ihrem Vater und den Hofleuten an der Tafel, kommt – plitsch, platsch, plitsch, platsch – der Frosch die Marmortreppe herauf an die Tür:

»Königstochter, jüngste, mach mir auf,
weißt du nicht, was gestern du zu mir gesagt
bei dem kühlen Brunnenwasser?
Königstochter, jüngste,
mach mir auf«.

Der Frosch macht also auf ziemlich spektakuläre Weise ernst!

Die Königstocher ist entsetzt und nun fällt ihr auch noch der Vater in den Rücken: Als personifiziertes Über-Ich besteht er darauf, dass sie ihre Versprechen einhält. »Wer dir geholfen hat, als du in der Not warst, den sollst du hernach nicht verachten!«. Er ermahnt sie zum Ernst des Lebens.... da haben wir sie wieder, die Strenge...und er verkuppelt sie! Denn nun muss sie den Frosch mit in ihr Zimmer nehmen und als der sich anschickt in ihr Bett zu wollen (und ggf. bei Nichterfüllung beim Vater alles zu petzen), da ist das Maß voll, die zarte jüngste Königstochter schmeißt ihn mit allen Kräften gegen die Wand! Nach C. G. Jung würden ihr in diesem Moment die männlichen Züge in ihrem Unbewussten bewusst, sie verwandelt sich von der passiv-erleidenden zur aktiv-handelnden, vom Mädchen zur Frau. Eine Initiationsgeschichte also? Auf jeden Fall ein Akt elementarer Selbstbehauptung und Autonomie. »Ich will keinen Frosch im Bett«, und: »Von dieser Penetranz aus der Unterwelt habe ich die Nase gestrichen voll«.

Kam nun also der Frosch in die Analysepraxis, um mich an ein gegebenes Versprechen zu erinnern? Ich sah ja davon ab, ihn an die Wand zu werfen,...rausgesetzt habe ich ihn.

Wenn er nun Symbol ist, was habe ich dann eigentlich – in die Hand genommen? Wen oder was habe ich vor die analytische Haustür gesetzt? Den Frosch? Den Prinzen?

Im Märchen, so auch in diesem, begegnen sich Spiel und Magie. Der Frosch, wie sich im Weiteren klärt, ist nämlich gar keiner, sondern er *erscheint* nur als ein solcher! *In Wahrheit* ist er ein verhexter (!) Prinz! Man hüte sich also vor zu schnellen Urteilen allein aufgrund der *Erscheinung*.

Er ist verzaubert und wird durch den Selbstbefreiungsakt der Königstochter zurückverwandelt. Holderegger hat herausgearbeitet, dass derartige Verzauberungen im Märchen letztlich Hinweise auf Traumatisierungen sind. Der Zauber kann häufig erst durch das Auftreten intensiver Affekte, wie bei der Königstochter, gelöst werden.

Als märchenlesende Analytikerin könnte ich dieses Märchen folgendermaßen verstehen: Bei dem Frosch handelt es sich um einen abgespaltenen Selbstanteil der Königstochter, mit dem sie nichts, aber auch gar nichts zu tun haben möchte. Dieser Selbstanteil aber ist – das liegt allerdings in der Natur der Sache – ziemlich penetrant. Er möchte zu ihr gehören: von ihrem Tellerchen essen, in ihrem Bettchen schlafen. Allein, mit sich spielend, kann sie ihm entfliehen, nicht aber im Hause ihres Vaters (ebenso schlecht auf der Analyse-Couch). Der Druck steigt bis zum Finale furioso. Der Affekt richtet sich dabei aber nicht gegen den Vater, sondern gegen das Introjekt, das gegen die Wand fliegt, und genau das – sich einen solchen Affekt gegen das mächtige Introjekt zu erlauben -, das ist der elementare Akt der Selbstbehauptung.

Der Rest der Geschichte ist bekannt: Von der Wand herab fällt kein deformierter Frosch, sondern ein wohlgeformter Königssohn mit schönen freundlichen Augen! Tochter und Vater sind nun sehr angetan, die Heirat ist gemachte Sache, auch der Auszug aus dem Schloss des Vaters. Es folgt die Geschichte mit dem eisernen Heinrich, dessen Ketten, die er um sein Herz gelegt hatte, um es vor dem Zerbersten zu bewahren, nun brechen.

Im Märchen – so hatte ich eben gesagt – begegnen sich Spiel und Magie, und in der Psychoanalyse – so möchte ich jetzt hinzufügen – auch.

Zunächst zum Spiel:

Spiel und heiliger Ernst in der Psychoanalyse   2

»Psychotherapie hat mit zwei Menschen zu tun, die miteinander spielen«, schrieb der Kinderarzt und Psychoanalytiker Winnicott 1971 (Winnicott 1997, S. 49).

»Hieraus folgt, daß die Arbeit des Therapeuten dort, wo Spiel nicht möglich ist, darauf ausgerichtet ist, den Patienten aus einem Zustand, in dem er nicht spielen kann, in einen Zustand zu bringen, in dem er zu spielen imstande ist« (ebd.).

Winnicott hat Zeit seines Lebens darum gekämpft, sich seine Eigenständigkeit und seine Unabhängigkeit zu bewahren. Soweit ich sehen kann, gab es zu seiner Zeit (und auch danach) kaum einen Autor, der seinen psychoanalytischen Gedanken in dieser Weise freien Lauf ließ und der entsprechend auf langes Zitieren und eine repräsentative Bibliographie verzichten konnte. Zum Spielen hatte er offenbar ohnehin eine größere Affinität. Auchter zufolge, soll er noch bis ins höhere Alter hinein in Konflikte mit der Polizei gekommen sein, weil er es schätzte, während der Autofahrt mit dem Kopf durch das Schiebedach zu gucken, was eben nur gelang, wenn man das Gaspedal mit dem Spazierstock betätigte (Auchter 2002, S. 24). Zudem hatte er Vergnügen daran, mit den Füßen auf der Lenkstange Fahrrad zu fahren, die Polizei hingegen sah darin kein überzeugendes Vorbild für die Jugend (ebd.). Das Spielen also hielt er für ein zentrales Element im Leben von uns Menschen.

Dieses wiederum bedeutet: Die Psychoanalytikerin muss in der Lage sein zu spielen!

Sie muss sowohl in der Lage sein, auf eventuelle Spielangebote ihres Patienten einzugehen als auch in ihm die Lust und Freude am Spiel zu wecken, ihn zu befähigen, sich auf das Wagnis des Spiels einzulassen.

Vielleicht mag es dem einen oder andern zu despektierlich klingen: Psychoanalyse als Spiel! Und dann auch noch Magie und Zauberei!

Dies ist sicher erklärungsbedürftig, und das möchte ich nun versuchen.

© Springer Fachmedien Wiesbaden 2015

D. Pflichthofer, *Spiel und Magie in der Psychoanalyse*, essentials,

DOI 10.1007/978-3-658-10836-6_2

So überraschend sollte es ja wiederum auch nicht sein, gehört doch das Spielen zur analytischen Therapie mit Kindern wie die Couch zu jener mit Erwachsenen. Man könnte sich eher wundern, dass das Spielen in der Psychoanalyse von Erwachsenen immer noch eher als ein Randphänomen behandelt wird, wo es in der Kinderanalyse zentraler Bestandteil ist und wir doch alle wissen, dass gerade die Psychoanalyse zu tiefen Regressionen einlädt! Da wäre der gedankliche Schritt zum Spiel eigentlich nicht mehr weit.

Und dann geht es darum, das Spiel, das, was darin repräsentiert wird, zu verstehen. Aber nicht nur das: Spielen bringt eine besondere Form des Selbst-Erlebens mit sich, die auf dem Weg zur Befreiung des Subjekts, zu seiner Autonomie und zur Entwicklung seiner Kreativität wertvolle Dienste leisten kann. Es scheint mir darüber hinaus an der Zeit, besonders auch zu den magischen, verzaubernden Aspekten von Psychoanalyse zu stehen, denn wie alle Nachtwesen können auch diese ein Eigenleben entwickeln und bei Nichtbeachtung Schaden anrichten!

Dies ist auch deswegen nicht unwichtig, weil uns sonst diese Geister von anderen geradezu um die Ohren gehauen werden, wie beispielsweise von Michael Onfray in seinem Buch »Anti-Freud«, der – offenbar affektiv ziemlich aufgeladen – in populistischer Manier schreibt:

Man könnte [...] die These aufstellen, dass die Psychoanalyse nach dem gleichen Prinzip funktioniert wie das primitive Denken. In anderen Worten: Sie ist ein Urdenken, das eine temporäre magische Kausalität unterstellt die beizeiten – nämlich in der Zukunft – einer wissenschaftlichen Kausalität weichen muss. (Onfray 2011, S. 315)

Das ist doch Wasser auf die klappernden Mühlen der Psychoanalyse-Kritiker!

Und Onfray präzisiert vorsichtshalber, damit es auch diesbezüglich keine Missverständnisse gibt:

Die analytische Therapie ist ein Ausläufer des magischen Denkens. Sie wirkt ausschließlich durch den Placeboeffekt (Onfray 2011, S. 31)

Nun wäre es ein Leichtes in der gleichen Manier wie Onfray vorzugehen und seine Überlegungen in einseitiger Weise zu »verteufeln« (das Titelbild seines Buches ziert ein Foto von Freud, auf das in roter Farbe eine Teufelsmaske montiert wurde), allein, das griffe zu kurz, denn die Psychoanalyse hat schon zu lange und zu oft den Fehler gemacht, ihren Kritikern nicht argumentativ zu begegen und sie schlicht als »Unwissende« (um nicht zu sagen »Ungläubige«) abzutun, in der Hoffnung, ihnen so am besten begegnen zu können.

Deshalb möchte ich versuchen, etwas Licht in das Dunkel des Magischen zu bringen.

Aber bevor wir uns den magischen Welten zuwenden, zunächst noch einmal in die Welt rationaler Strenge, in die Welt der deutschen Philosophie und Hermeneutik.

An anderer Stelle habe ich ausführlich beschrieben, in welcher Weise sich Psychoanalyse als Sprachspiel verstehen lässt. Spielen in der Erwachsenenanalyse manifestiert sich beispielsweise in der Art und Weise des Sprechens, in der Wortwahl und in der Stimmung, wie schon Winnicott bemerkte (Winnicott 1997, S. 51). Spielen hielt er für das Universale, es ist nach seiner Meinung Ausdruck von Gesundheit, führe zu Gruppenbeziehungen und sei eine Form der Kommunikation, ermögliche Reifung (ebd., S. 52).

Aber wir wollen doch die Psychoanalyse als eine ernsthafte Angelegenheit verstanden wissen! Das können wir auch, denn im Spielen, so der große Philosoph Gadamer, ist »ein heiliger Ernst gelegen« (Gadamer 1965, S. 97). Da haben wir es: Wenn schon Spiel, dann doch wenigstens mit Ernst und am besten mit »heiligem« Ernst. Dieser wird auch gebraucht, denn nur der Ernst beim Spiel lässt das Spiel ganz Spiel sein (ebd.). Damit das Spiel entstehen kann, braucht es ein Spielfeld und Spielregeln. Auch eine ernste Angelegenheit. Spielregeln sind für das Spiel konstitutiv. Bei der Psychoanalyse handelt es sich aus mehreren Gründen um ein sehr besonderes und durchaus auch sehr kompliziertes Sprachspiel. Das hat mit dem besonderen Umstand seiner Regeln zu tun.

Spielregeln – so kann man lesen (etwa bei Wikipedia) – definieren im Allgemeinen Teilnehmerzahl, Voraussetzungen und Ablauf von Spielen. Oft liegen sie gedruckt vor oder aber sie werden mündlich überliefert oder vom Spielführenden festgelegt.

Da fangen die Probleme schon an: Mitnichten sind die heute gängigen Spielregeln der Psychoanalyse in einer Art Regelwerk schriftlich niedergelegt. Bekanntermaßen gibt es ein paar Ratschläge des Altmeisters, die im Laufe der Zeit eine Art Eigenleben zu führen begannen. Die meisten Regeln werden bei uns »mündlich-praktisch« überliefert. Wir lernen sie in den Supervisionen und hauptsächlich in der eigenen Lehranalyse am »eigenen Leib«. Sie werden Teil unseres prozeduralen psychoanalytischen Wissens. (Denken Sie etwa an die »Schlussformel«, die Sie am Ende einer Stunde möglicherweise verwenden). Dieses gilt auch für diejenigen Regeln, welche die Voraussetzungen des Spiels definieren. Das ist eigentlich schon kompliziert genug, aber nun kommt noch ein weiterer Punkt hinzu, der die Komplexität des psychoanalytischen Sprachspiels steil ansteigen lässt:

Es gibt nämlich Regeln für die Analytikerin und solche für den Analysanden, die sich voneinander unterscheiden. Die Analytikerin ist zudem an das Einhalten ihrer Regeln gebunden, der Analysand darf die seinen missachten, ja, das Sprachspiel Psychoanalyse rechnet geradezu damit, dass der Analysand gegen bestimmte Regeln verstößt, so dass es zu den Spielregeln der Psychoanalyse gehört, die eigenen Regeln zu thematisieren (Pflichthofer 2012). Und dies sowohl in dem je einzelnen psychoanalytischen Prozess als auch in *der Psychoanalyse* als Ganzer, als Wissenschaft. Die Psychoanalyse wäre somit den sogenannten *selbstreferentiellen Spielen* verwandt, also Spielen, die sich auf sich selbst beziehen, sich selbst zum Thema nehmen. Es gibt hier eine *Familienähnlichkeit*. Die Spielregeln dienen nicht nur der Schaffung des Rahmens und der Konstituierung des Spiels, sie dienen auch als Spielmaterial.

Spiele werden – so Gadamer – »weit mehr durch die Ordnung, die die Spielbewegung bestimmt«, begrenzt als durch die Grenzen des freien Raumes, welche die Bewegung von außen einschränken (Gadamer 1960, S. 102). Für das menschliche Spielen sei es charakteristisch, dass *etwas* gespielt werde (ebd.), man entscheidet sich für dieses oder jenes Spiel, so auch für oder gegen das Sprachspiel Psychoanalyse. Das menschliche Spiel verlangt einen Spielraum, einen Spielplatz (Gadamer), ein Spielfeld, das nach Huizinga dem geheiligten Platz bei heiligen Handlungen adäquat ist (Huizinga 2004, S. 18/19) und es zur gewöhnlichen Außenwelt hin abgrenzt. Auf diesem Spielfeld stellen sich die Spieler Aufgaben[1], nur, der primäre Zweck des Spiels besteht gar nicht darin, diese Aufgaben zu lösen, sondern in der Gestaltung der Spielbewegung selbst. Das Lösen der Aufgabe besteht im Darstellen und so kommt auch Gadamer zu dem Schluss, dass die Seinsweise des Spiels im ausgezeichneten Sinne eine *Selbstdarstellung* ist.

Alles Darstellen wiederum ist auch ein Darstellen für jemanden, sei er nun anwesend oder nicht, sei es den Spielenden bewusst oder nicht. Das Spiel hat sein Sein – nach Gadamer – gerade *nicht* im Bewusstsein oder Verhalten der Spielenden, vielmehr erfährt der Spielende das Spiel *als eine ihn übertreffende Wirklichkeit*. Als Psychoanalytiker können wir hinzufügen, dass gerade das Unbewusste auf diese Weise zur Darstellung gelangen und dann eben als die das Subjekt (oder die beiden Interaktionspartner) übertreffende Wirklichkeit erfahren werden kann (ebd., S. 104). Wenn eine solche Darstellung gelingt, dann findet - über das Spiel – eine *Verwandlung* statt.

Der Spieler, der ein - darstellendes – Spiel spielt, »verkleidet« sich dafür, auf die eine oder andere Weise. Wer verkleidet ist, der möchte als etwas anderes, als ein anderer *erscheinen*.

---

[1] Man denke etwa an die »Grundregel« in der Psychoanalyse, deren eigentlicher Zweck weniger darin besteht, die Aufgabe, »alles zu sagen, was einem durch den Kopf geht«, zu lösen, gar auf Anhieb, sondern ihr Zweck besteht darin, das Sprachspiel Psychoanalyse in Gang zu bringen.

Er möchte für jemanden genommen werden (Gadamer 1960, S. 106). »Er will also nicht, daß man ihn errät oder erkennt. [...] Dem Anschein nach verleugnet, wer derart ein Spiel spielt, die Kontinuität mit sich selbst. In Wahrheit aber bedeutet es, daß er diese Kontinuität mit sich für sich festhält und nur den anderen vorenthält, denen er etwas vorspielt« (ebd., S. 106/107). Das Besondere an der Verwandlung, die durch das Spiel geschieht, ist, dass »für niemanden die Identität dessen, der da spielt, fortbesteht. [..] Die Spieler sind nicht mehr, »sondern nur das von ihnen Gespielte« (ebd., S. 107).

Nun werden Sie vielleicht sagen, das geht Ihnen zu weit. Wir verkleiden uns doch nicht bei unserer Arbeit. Bitteschön. Vielleicht trägt der ein oder andere immer »therapeutisches Schwarz«, aber da von Verkleiden zu sprechen? Und wir spielen unseren Patienten doch auch keine Rolle vor!

Gemach!

Ich glaube doch, nur unsere Verkleidungsmaßnahmen sind erstens subtiler und zweitens verkleiden wir uns nicht ganz allein, sondern lassen uns auch verkleiden.

Mein Gefühl ist mehr und mehr, dass wir uns dessen bewusst werden sollten, weil diese Verkleidungen zur Magie, zum Zauber der Psychoanalyse beitragen, der – ich werde noch darauf zurückkommen – ausgesprochen wirkkräftig ist. Und geben wir es doch zu: Wir wollen – wenn wir Analytiker sind – als Person nicht erkannt werden. Wir möchten Gelegenheit bieten, »für jemanden genommen werden«, als jemand erscheinen.

Zur Verkleidung: Unsere besteht unter anderem in den asymmetrischen Spielregeln. Die Spieregeln für das Sprachspiel Psychoanalyse messen uns zugleich eine Rolle zu. Und mal im Ernst und unter uns: Wer würde denn im Privatleben so viel »containen« wollen, so langmütig sein wie in einer Therapie? Da spielen wir eine Rolle! Und diese kann mitunter sogar recht weit gehen. (Bekanntes Phänomen: Kinder von Psychotherapeuten beschweren sich oft, dass ihre Eltern so wenig Zeit, respektive Raum für sie haben, weil sie so mit ihren Patienten beschäftigt sind).

Die Asymmetrie oder Dissymmetrie, wie Laplanche es vielleicht treffender ausgedrückt hat, konstituiert Übertragungsprozesse der besonderen Art, weil eine solche in Beziehungen einen starken Regressionsreiz auslöst, umso mehr, wenn jemand dafür empfänglich ist (s. a. Pflichthofer 2012, S. 104). Hilfesuchende sind dafür häufig sehr empfänglich.

Zu diesen Verkleidungsmaßnahmen, wie sie das psychoanalytische Reglement vorsieht, kommen nun die Verkleidungsmaßnahmen durch unsere Patienten hinzu, die uns eine Rolle aus ihren psychischen Dramen zuschreiben. Und nun gelangen wir an die Stelle, an der die Psychoanalytikerin entscheiden soll, wenn sie überhaupt kann, ob und wieweit sie in das vom Patienten angebotene Spiel mit einsteigt.

Oder anders formuliert: Ob wir uns an »Maikäferdeutungen«, wie Jürgen Körner sie genannt hat, klammern oder es wagen, es uns und den Patienten zuzumuten, *in der Übertragung* zu deuten. »Maikäferdeutungen« sind sog. »Auch-Deutungen«, also der Patient erzählt, wie er sich zum x-ten Mal über seinen Chef geärgert hat, ohne jedoch mit ihm in einen Konflikt eintreten zu können, und die Analytikerin sagt, ob er dieses Problem nicht vielleicht »auch« mit ihr haben könnte.

Arbeiten in der *Übertragung bedeutet mitzuspielen* und dabei seine Rolle zwar an die (unbewussten) Vorgaben des Patienten anzupassen, sie aber auch durchaus in einem gewissen Rahmen frei zu gestalten.

Dazu ein Beispiel in Kap. 3.

In einer Arbeit des Psychoanalytikers Klaus Frank zur Abstinenz und Freiheit des Psychoanalytikers wird folgende Szenerie beschrieben, die sich während eines psychoanalytischen Gruppenworkshops abspielte (Frank 2007):

Zu Beginn der ersten Sitzung hatte der Gruppenleiter den sechs Frauen und sechs Männern die geltenden Regeln mitgeteilt, die ich hier in Kurzform wiedergebe.

1. Sein Platz ist freizuhalten
2. Kein Sex in der Gruppe
3. Grundregel

Die Gruppe hatte zu diesen Regeln keinen weiteren Diskussionsbedarf. Während der nun folgenden Sitzungen wird von einer Teilnehmerin der Vatermord thematisiert. Sie hatte schon einmal an einer Gruppe bei diesem Analytiker teilgenommen, bei der dieser offenbar durch zwei Vertreter der männlichen Ur-Horde zur Strecke gebracht worden war, das Zeitliche gesegnet hatte. Er sei von den Männern umgebracht worden, sagte die Teilnehmerin, damals ja nur symbolisch. Ob er nicht Angst habe, fragt sie, dass ihm dies ein zweites Mal passieren könne, dieses Mal vielleicht durch Frauen....?

In der Folgesitzung, der achten, tauschte sich die Gruppe über Einverleibungsphantasien aus, über Inkorporation usw. und es folgte die neunte Sitzung:

Der Analytiker erscheint pünktlich – offenbar arbeitsfreudig – und muss sehen, dass sein Platz besetzt ist, und zwar von jener Teilnehmerin, die sich schon im Vorfeld erkundigt hatte, ob es nicht möglich sein könnte, dass... Eine andere in der Gruppe, Wortführerin, hatte sich offenbar mit sehr plastischen Zerstückelungsphantasien in der Gruppe hervorgetan.

© Springer Fachmedien Wiesbaden 2015   13
D. Pflichthofer, *Spiel und Magie in der Psychoanalyse*, essentials,
DOI 10.1007/978-3-658-10836-6_3

»Alle Frauen«, so der berichtende Analytiker, »saßen – mit einer Ausnahme – zusammengeschart um die Kronprätendentin« (Frank 2007, S. 279). (Wir sehen, dass der Analytiker hier schon deutlich in das Spiel eingestiegen und dabei ist, die Rüstung anzulegen und das Visier herunterzuklappen).

»Rechts neben ihr«, so berichtet er uns weiter, »saß die Zerstücklerin und hatte die Aufgabe übernommen, wie eine Schaffnerin in der griechischen Tragödie das Feuer zu schüren« (ebd., S. 280).

Der Analytiker stand in der Tür und sah, dass der einzig freie Stuhl nur noch mit einer Ecke in dem Kreis stand. »Die Gesamtsituation« so schreibt er, »war eindeutig: Ich sollte ausgeschlossen und erniedrigt werden«. Nur, da hatte die Gruppe die Rechnung ohne ihren Analytiker gemacht, der sich keinesfalls erniedrigen, auch nicht lächerlich machen (»Geben Sie sofort meinen Stuhl frei…!«) oder auf das »Altenteilstühlchen« setzen lassen wollte. Er wollte das Spielfeld auch nicht verlassen, also nicht aus dem Gruppenraum hinausgehen und zu einer pädagogischen Maßnahme greifen: »Ich bin da und da und man kann mich benachrichtigen, wenn die Gruppe sich darauf geeinigt hat, meinen Platz wieder frei zu geben.« Nix da, er nahm den Fehdehandschuh auf und ging – nun mit offenem Visier- in den Tod! (Zu dieser Maßnahme hatte er sich schon bei früherem Nachdenken entschlossen, sollte er jemals in eine solche Situation geraten).

Dieser Tod sah nun – ganz bühnenreif – folgendermaßen aus:

Der Analytiker durchschritt die Gruppe, ging zu *seinem* Stuhl und stellte sich hinter diesen und damit auch hinter die auf diesem thronende Gruppenteilnehmerin und verharrte dort – als »Leiche« – schweigend während der gesamten 90 min, wild entschlossen, auch Leiche zu bleiben, selbst wenn der Stuhl wieder frei geworden wäre. So lauschte der Leichnam der nun folgenden Sitzung der mordenden Meute, »fest entschlossen jetzt die Rolle des toten Stamm-Vaters und Clanführers zu Ende zu spielen« (Frank 2007, S. 280), »damit via Introjektion die Aufrichtung des Überichs in den einzelnen Gruppenmitgliedern stattfinden konnte«. Da hatten sie den Salat, man mordet nicht – gänzlich – ungestraft seinen Vater.

Eine der Frauen griff nun die Mörderin an: »Ich hasse dich, wie ich meine Mutter gehasst habe«. Und die Leiche des Stammvaters lässt uns genüsslich wissen: »Die Frau, die als Einpeitscherin diente, machte Schabefleisch aus mir und verteilte es an die Gruppenmitglieder und war dabei einer fast wahnartigen Lustigkeit nahe« (ebd., S. 282). Nun ging es also auch der Leiche an den Kragen. Hinter dem Stuhl stand nunmehr nur noch der Geist des einstigen Stammesführers.

Mir geht es hier nicht darum, ob die triebtheoretischen Deutungen und Interpretationen die allein seligmachenden sind. Mir geht es um den Aspekt des Spiels, in welches sich der Analytiker – quasi mit Haut und Haaren – hineinbegeben hat. Er hat nicht nur eine Rolle angenommen, er hat sie ausgestaltet, und zwar in der

Gegenwart. Solches Spiel schafft ein sinnliches Präsenzerleben für alle Beteiligten und wird auf diese Weise zu einem ästhetischen Erlebnis. Auch wenn der Gruppenleiter sich im Vorfeld seine Gedanken gemacht hatte, was er tun würde, wenn…, er konnte den Verlauf dieser Gruppe, dieses Gruppenspiels nicht vorhersehen, konnte sich diesem nur überlassen, als einer auch ihn übertreffenden Wirklichkeit. Mit der Mitteilung der Regeln begann seine Verkleidungsmaßnahme: Mein Stuhl! Kein anderer in der Gruppe hat diesen Anspruch, weder auf seinen, noch auf überhaupt irgendeinen als seinen. Hier wird eine Rolle etabliert, an der der Analytiker ganz offensichtlich seine gewisse Freude und Lust hat[1].

Das Spiel selber, das die Gruppe zusammen mit ihrem Analytiker geschaffen hat, erfährt eine Verwandlung in ein Gebilde. Solches Gebilde, so Gadamer, ist aber eben *nicht* einfach die Versetzung in eine andere Welt! (Gadamer 1965, S. 107). Zwar sei es eine andere, in sich geschlossene Welt, in der das Spiel spielt, aber »es hat sein Maß in sich selbst gefunden, bemisst sich an nichts, was außerhalb seiner ist«. Die Handlung in dieser Gruppe »läßt kein Vergleichen mit der Wirklichkeit als dem heimlichen Maßstab aller abbildlichen Wirklichkeit zu« (ebd.). Welcher Wirklichkeit auch? Der Vergleich mit der Wirklichkeit ist nicht mehr entscheidend, wenn der Sinn des Spiels – von jemandem – wahrgenommen werden kann. Und der Sinn des Spiels, auch die (heimliche) Freude, die wir an ihm haben, ist die Erkenntnis.

---

[1] Jedenfalls kann man diesen Eindruck gewinnen, wenn man seinen Text liest.

Magie in der Psychoanalyse? 4

Na, das geht jetzt aber doch zu weit. Magie? Spuk? Zaubertricks womöglich? In einer so ernsten Angelegenheit wie einer psychoanalytischen Therapie?

Nun, zunächst einmal war die Magie Freud selbst nicht fremd. In seiner Arbeit *Totem und Tabu* befasst er sich ausführlich mit den Begriffen Magie und Zauberei. Um das wesentliche Prinzip der Magie zu beschreiben, beruft Freud sich zunächst auf ein Zitat von E. B. Tylor:

> *misstaking an ideal connexion for a real one.* (Freud 1912-13a, S. 98)

So könnte man tatsächlich nicht nur die Magie kennzeichnen, sondern auch die Übertragung!

Noch einmal Gadamer: »In der Darstellung des Spiels kommt heraus, was ist« (ebd.). Eben *in der* Darstellung, oder wir würden sagen: *in* der Übertragung, die sich aber *darstellen* muss. Und dazu bedarf es des Spielplatzes, der Spielregeln, der Verkleidungen und zu guter Letzt: der Magie, des Zaubers!

»Die Psychoanalyse«, so Joel Whitebook, »partizipiert in einem viel größeren Ausmaß an Magie, als Freud und viele seiner Anhänger einräumen möchten. […] Ihr magisches Element kann dazu beitragen, ihre Macht und ihre therapeutische Wirksamkeit zu erklären« (Whitebook 2009, S. 206).

In der Ferne sieht man ein Stirnrunzeln derer, die fürchten, dieses Eingeständnis werfe die Psychoanalyse zurück, bringe sie gar an den Rand der Unwissenschaftlichkeit.

Whitebook fährt unbeirrt fort: » […] Viele der wesentlichen Aspekte des analytischen Settings sind darauf angelegt, Magie hervorzurufen; auch das Sprechzimmer des Analytikers kann nicht als die strikt neutrale Umgebung angesehen werden, als die sie oft ausgegeben wird« (ebd., S. 210). In der Tat! Aus Sicht eines Patienten ist unser Behandlungszimmer, wie immer es aussehen mag, auch von

© Springer Fachmedien Wiesbaden 2015
D. Pflichthofer, *Spiel und Magie in der Psychoanalyse,* essentials,
DOI 10.1007/978-3-658-10836-6_4

uns »gemacht«, also etwas, das gewissermaßen zu unserer »Ausstrahlung« gehört und bereits ein Übertragungsauslöser bzw. -mitgestalter sein kann.

»Unter den formalen Kennzeichen des Spiels«, so Huizinga, *»war die räumliche Heraushebung der Handlung aus dem gewöhnlichen Leben die wichtigste. Ein geschlossener Raum wird materiell oder idell abgesteckt. Dort drinnen vollzieht sich das Spiel, dort gelten seine Regeln«* (Huizinga 2004, S. 29).

Der Behandlungsraum, so können wir inzwischen sagen, gehört zum Spielfeld und unterscheidet sich in der *Form* nicht von der heiligen Stätte. Huizinga weist darauf hin, dass die Absteckung eines geweihten Flecks das allererste Kennzeichen einer geweihten Handlung ist (Huizinga 2004, S. 29). Das auf das Pflaster gemalte Feld für das Kinderspiel »Himmel und Hölle« unterscheide sich formal nicht vom Zauberzirkel. Es bedeutet immer die Abgrenzung und Heraushebung eines Raumes aus dem gewöhnlichen Leben, in dem andere Regeln gelten. Mit dem Öffnen der psychoanalytischen Haustüre öffnet sich eine von der Alltagswelt getrennte Welt, in der die Analytikerin nicht nur als Beförderin von Einsicht fungiert, sondern auch als Beschwörerin von Magie, genauer: von *Übertragungsmagie*. Der Übertragungszauber muss erst zu Hilfe gerufen (Whitebook 2009) und wirksam werden, *bevor* es zu Einsichten kommen kann. Der Umgang mit dieser »Übertragungsmagie« ist keine leichte Sache. Zuviel ist ebenso wenig förderlich, wie zu wenig.

Und dann, wenn es soweit ist – auch das ist eine zentrale, existenzielle und keineswegs leichte Aufgabe – muss der Zauber auch wieder gelöst werden! Denn der Zauber lässt sich nur durch einen »Antizauber« auflösen: durch die Autonomie, den Mut, um es mit Kant zu sagen, sich seines eigenen Verstandes zu bedienen.

Hier liegt die besondere Verantwortung der Analytikerin: Sie muss einerseits bereit sein, den Zauber zu beschwören, sie muss die Magie annehmen und spielen. Dazu bedarf es des Rahmens und der Spielregeln. Dabei darf sie ihre magischen Kräfte (die sie zugeschrieben bekommt) niemals missbrauchen, und sie muss bereit sein, sich – wenn ihre Zeit gekommen ist – entzaubern zu lassen und sich selber zu entzaubern.

Es ist nicht mehr und nicht weniger als die »Entzauberung der Welt« oder das schrittweise Heraustreten des Analysanden aus Übertragungsprozessen, man könnte auch sagen: deren Verdünnen.

Max Weber hat diesen Begriff in seiner Rede »Wissenschaft als Beruf« geprägt:

»Die zunehmende Intellektualisierung und Rationalisierung bedeutet also nicht eine zunehmende allgemeine Kenntnis der Lebensbedingungen, unter denen man steht. Sondern sie bedeutet etwas anderes: das Wissen davon oder den Glauben daran: daß man, wenn man nur wollte, es jederzeit erfahren könnte, daß es also prinzipiell keine geheimnisvollen unberechenbaren Mächte gebe, die da hineinspielen [...].

Das aber bedeutet: die Entzauberung der Welt. Nicht mehr, wie der Wilde, für den es solche Mächte gab, muß man zu magischen Mitteln greifen, um die Geister zu beherrschen oder zu erbitten. Sondern technische Mittel und Berechnung leisten das« (Max Weber 1919, S. 488).

Wenn wir in der Straßenbahn sitzen und gefahren werden, nehmen wir nicht mehr an, dieses geschehe von Geisterhand, selbst dann nicht, wenn wir die technischen Prozesse im Einzelnen nicht erklären können. Wir sind uns aber dessen bewusst, das dieser Vorgang rational erklärbar ist.

Nun wissen wir als Psychoanalytikerinnen und Psychoanalytiker, dass Menschen aller Intellektualisierung und Rationalisierung zum Trotz sehr wohl an »Mächte« glauben und durchaus zu »magischen Mitteln« greifen.[1]

Entsprechend hat Joel Whitebook das Phänomen des Zaubers, der Magie ausgedehnt und erkannt, dass wir Psychoanalytiker selber uns der Magie bedienen und zwar der *Übertragungsmagie*. Gerade dieses magische Element könne Whitebook zufolge dazu beitragen, die Macht der Psychoanalyse und ihre therapeutische Wirksamkeit zu erklären (Whitebook 2009, S. 206; vgl. a. Pflichthofer 2014).

Wir erinnern uns: *»[...]viele der wesentlichen Aspekte des analytischen Settings sind darauf angelegt, Magie hervorzurufen«* (Whitebook 2009, S. 210).

Dies geschieht auch durch das Ausklammern von Realität. Die Psychoanalytikerin bietet sich auf diese Weise als ein Übertragungsobjekt an, damit die unbewussten »Geister« (um in der Metaphorik zu bleiben; auf »psychoanalytisch« würden wir zum Beispiel von *Introjekten* sprechen) zum Leben erwachen und bewusst werden können. Das Ziel dieser Magie ist es aber gerade nicht, den Patienten zu beherrschen, sondern ihn zu befreien.

---

[1] Hier liegt meines Erachtens eines der tiefen Missverständnisse begründet, wenn Onfray behauptet, die psychoanalytische Therapie sei ein Ausläufer magischen Denkens. Dies greift aus meiner Sicht wesentlich zu kurz, weil die Psychoanalyse gerade mit den magisch denkenden Seiten, die es (fast) in jedem Menschen gibt, Kontakt aufnehmen und ihm diese Tatsache und die zugehörigen Inhalte bewusst machen möchte.

Die Psychoanalytikerin darf diese Form der Magie niemals ausnutzen (wir wissen, dass das unsäglicherweise doch immer wieder geschieht), sie hat vielmehr die Aufgabe, den Analysanden zu befähigen, die Magie mehr und mehr zu durchschauen. Dann geschieht etwas Ähnliches wie beim Verraten eines Zaubertricks: der Vorgang selber wird entzaubert.

Das psychoanalytische Sprachspiel implantiert von Beginn an eine radikale Asymmetrie zwischen der Analytikerin und dem Analysanden (s. a. Whitebook 2009, S. 216), aber ihr Ziel ist es, die Autonomie des Analysanden zu fördern und zu maximieren.

»Sei kein Frosch« sagen wir zu jemandem, der nicht mittun, nicht mitspielen will.

Der Frosch aber kann nicht spielen, weil er verhext, traumatisiert, verzaubert ist. Er muss überleben, kann sich nicht mit Spielen aufhalten, ist er doch auf der Suche nach einem Objekt, das ihn (zurück)verwandeln kann. Magie ist also gefragt. »Wer eine magische Handlung vollzieht, vertraut auf eine ihr inhärente Macht, die eine weitgehend automatische Wirkungsfähigkeit besitzt« (Brockhaus). Durch Magie soll die Einwirkung schädlicher Mächte verhindert werden. Die schädlichen Mächte sind in unserem Falle die Introjekte, die den Patienten leiten und ihm die Freiheit rauben. Für den Kampf gegen die Introjekte, diese magischen Mächte, wird ein Gegenzauber benötigt. Ungefährlich ist das selbstverständlich nicht. Fehlgeleitete, missbrauchte Magie führt zu Unterwerfung und Unfreiheit, auf das Finsterste in Szene gesetzt bei »Mario und der Zauberer« von Thomas Mann. Es gibt Mächte, so lesen wir dort, »die stärker sind als Vernunft und Tugend und nur ausnahmsweise mit der Hochherzigkeit der Entsagung gepaart sind« (Mann 1987, S. 840). Hier tritt sie also wieder auf, die Entsagung, aber mehr auf Seiten der Magier, Zauberer. Denn hier sind wir mittendrin in der besonderen Dialektik der Psychoanalyse: Magie und Entsagung, Spiel und heiliger Ernst. Wir stecken ein Spielfeld ab, errichten

© Springer Fachmedien Wiesbaden 2015
D. Pflichthofer, *Spiel und Magie in der Psychoanalyse*, essentials,
DOI 10.1007/978-3-658-10836-6_5

einen heiligen Bezirk und schaffen mit unseren Regeln das Spiel und seinen Rahmen. So versuchen wir, die Magie wirksam und doch in Schach zu halten. Wir stehen – oft selbst verzauberte Zauberer – außerhalb der Realität und lassen uns doch von der Wirklichkeit übertreffen. Dennoch dürfen wir dabei eines nicht außer Acht lassen: Keine Regel, kein Rahmen, keine Magie entbindet uns von unserer Verantwortung. Unserer Verantwortung dafür, die uns zugeschriebenen magischen Kräfte nicht zu missbrauchen. Das muss unsere Hauptregel sein, unser kategorischer Imperativ. In dem von ihm abgezirkelten Spielfeld können wir dann in aller Freiheit spielen und das Spielen dort, wo die Fähigkeit dazu verloren gegangen ist oder noch nie bestanden hat, lehren und dazu einladen.

Literatur

Auchter, T. (2002). Winnicott – oder: Die Sehnsucht, wirklich lebendig zu werden. *Luzifer-Amor. Zeitschrift zur Geschichte der Psychoanalyse. Winnicott, 30,* 7–45.

Ermann, M. (1992). Die sogenannte Realbeziehung. *Forum Psychoanal, 8,* 281–294.

Frank, K. (2007), [1986]. Die Abstinenz und die Freiheit des Analytikers. *Forum Psychoanal, 23,* 278–287.

Freud, S. (1912–1913a). Totem und Tabu. *Gesammelte Werke, 9,* 1–194.

Gadamer, H.-G. (1965), [1960]. *Wahrheit und Methode. Grundzüge einer philosophischen Hermeneutik* (2. Aufl.). Tübingen: J.C.B. Mohr. [Paul Siebeck].

Heinz-Mohr, G. (1972), [1971]. Frosch. In *Lexikon der Symbole.* (2. Aufl.) Düsseldorf: Eugen Diederichs.

Holderegger, H. (1998), [1993]. *Der Umgang mit dem Trauma* (2. Aufl.) Stuttgart: Klett-Cottal.

Huizinga, J. (2004), [1938]. *Homo Ludens. Vom Ursprung der Kultur im Spiel* (19. Aufl.). Hamburg: Rowohlt.

Körner, J. (1996), [1992]. Der Behandlungsrahmen und die freie Assoziation. In M. Ermann (Hrsg.), *Die hilfreiche Beziehung in der Psychoanalyse* (2. Aufl., S. 35–49). Göttingen: Vandenhoeck & Ruprecht.

Mann, T. (1987), [1966]. *Mario und der Zauberer. Sämtliche Erzählungen.* Darmstadt: S. Fischer.

Märchen, G. (1937). *Der Froschkönig oder der eiserne Heinrich.* München: Droemersche Verlagsanstalt.

Onfray, M. (2011). *Anti Freud. Die Psychoanalyse wird entzaubert.* München: Knaus.

Pflichthofer, D. (2012). *Spielregeln der Psychoanalyse.* Gießen: Psychosozial.

Weber, M. (1919). Wissenschaft als Beruf.

Whitebook, J. (2009). *Der gefesselte Odysseus. Studien zur Kritischen Theorie und Psychoanalyse.* Frankfurt a. M.: Campus.

© Springer Fachmedien Wiesbaden 2015

D. Pflichthofer, *Spiel und Magie in der Psychoanalyse,* essentials,

DOI 10.1007/978-3-658-10836-6